Thérapeutique
Aérienne-Antiseptique

PAR

Le Docteur René COÜETOUX

du Mans

CONFÉRENCE

donnée à l'Association des Dames Françaises

LE 20 MARS 1905

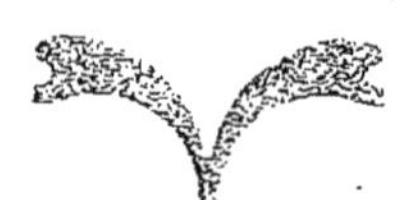

LE MANS

Imprimerie Centrale, 11, rue Saint-Jacques

1905

Thérapeutique 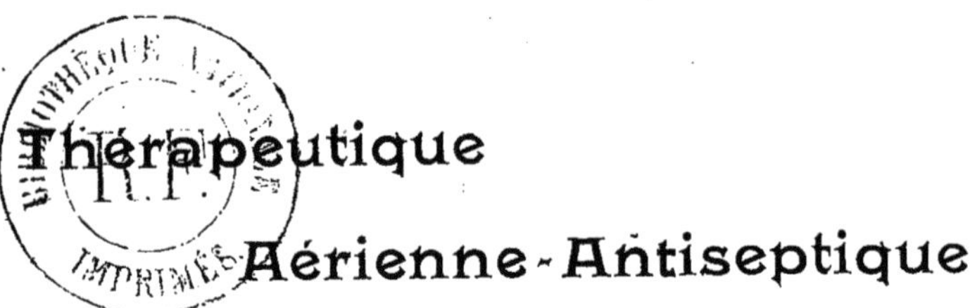 Aérienne - Antiseptique

Thérapeutique
Aérienne - Antiseptique

PAR

Le Docteur René COÜETOUX

du Mans

CONFÉRENCE

donnée à l'Association des Dames Françaises

LE 20 MARS 1905.

LE MANS
Imprimerie Centrale, 11, rue Saint-Jacques

1905

Thérapeutique
AÉRIENNE-ANTISEPTIQUE

Mesdames, Mesdemoiselles,

Le titre que j'ai donné à ma conférence n'exprime pas d'une façon suffisamment précise le sujet que je vais avoir le grand honneur de développer aujourd'hui devant un si distingué et si gracieux auditoire. Il va bien être question des « *affections pulmonaires* » et particulièrement de la phtisie, mais uniquement au point de vue très spécial de leur traitement par une méthode que j'ai dénommée la Thérapeutique aérienne antiseptique.

Confiant dans votre indulgente bienveillance, je me hasarderai à formuler devant vous, Mesdames, des idées qui me sont en partie personnelles, qui sont le fruit de mon expérience médicale déjà longue et auxquelles, dans le courant de ma carrière, j'ai cru devoir de très remarquables guérisons.

Peut-être serez-vous tentées de me juger sévèrement pour la hardiesse en apparence téméraire de mes théories, pour la grande confiance qu'elles m'inspirent et qu'il n'est pas dans mon caractère de dissimuler. Mais il va être principalement question de la tuberculose. Or vous savez quels terribles ravages cette maladie cause dans la société et combien le traitement généralement employé entraîne de déceptions amères et d'inexprimables dégoûts.

Cependant il est reconnu que la phtisie est guérissable ;

on a même prétendu qu'elle est la plus curable de toutes les maladies chroniques.

Aussi voyons-nous depuis un certain nombre d'années surgir des méthodes nouvelles de traitement par lesquelles chacun s'efforce de mieux réussir. Cette émulation entre les médecins est vraiment louable ; elle sera, elle a déjà été féconde en heureux résultats. En effet on tend de plus en plus à respecter chez le poitrinaire les fonctions digestives, à restreindre l'administration des drogues et à compter plutôt, pour vaincre le mal, sur les moyens hygiéniques : l'air pur, le repos, les vêtements chauds, la bonne nourriture.

Evidemment ces tendances actuelles du corps médical méritent d'être bien accueillies et d'ailleurs, puisqu'il s'agit d'un fléau social contre lequel les moyens employés jusqu'à ce jour n'ont pas donné satisfaction, devront-ils encourir le blâme ceux-là, qui, sans s'écarter des lois de la prudence, s'efforceront de quitter la commune ornière pour s'orienter vers des voies nouvelles, plus larges, mieux aérées, moins semées d'embûches, moins bordées de précipices. En vérité elle est étroite, étouffante, dangereuse pour l'entourage du malade, pleine de déceptions pour lui-même, la vieille méthode de traitement pour les poitrinaires qui consistait à les tenir enfermés dans des chambres bien closes et infectées de microbes, où l'on cherchait à les guérir à grands renforts de médicaments. « Laissez donc faire, s'écriait dans son cours un de mes anciens maîtres, le docteur Martin Damourette, laissez l'enthousiasme thérapeutique se développer. Là où il n'y a pas d'idées, là où il n'y pas d'imagination, il n'y a pas place pour le progrès dans la science. »

En dehors des sanatoria dont je n'ai pas ici à m'occuper, il est tout à refaire le traitement de la phtisie, surtout pour le médecin exerçant son art auprès des ouvriers et des paysans, qui n'ont souvent qu'une seule chambre pour loger toute leur famille.

Je n'ai pas la prétention de me poser en guérisseur de la phtisie ni même en unique inventeur d'un nouveau système de traitement. Je ne viens pas proclamer ni célébrer un triomphe. Ayant adopté dans ma pratique médicale un mode généralement peu employé, je l'ai étudié dans tous ses détails, j'ai cherché des moyens pratiques de le mettre à exécution et je me suis ainsi fait à moi-même une thérapeutique, qui ne manque pas d'une certaine originalité, dont je vous demande la permission de soutenir aujourd'hui devant vous les principes fondamentaux et qui va me permettre, j'ose l'espérer, Mesdames, de captiver quelques instants de votre bienveillante attention.

Théorie de la Thérapeutique aérienne antiseptique

Je viens de vous dire que j'allais vous parler de la Thérapeutique aérienne antiseptique, et, puisque mon auditoire est exclusivement féminin, dès lors extrêmement curieux... des choses scientifiques, vous avez hâte sans doute d'apprendre ce que j'entends par ce terme nouveau. A mon grand regret je suis contraint d'attendre quelques instants encore avant de satisfaire votre légitime désir. Je dois en effet commencer par vous donner quelques notions concernant les maladies contagieuses et les moyens thérapeutiques que nous possédons pour les combattre.

Vers le milieu du siècle dernier est apparue, comme au firmament de l'art médical, la splendeur d'une étoile conductrice. Le génie de l'illustre Pasteur, tranchant d'un seul coup le nœud gordien de multiples et obscurs problèmes, a découvert dans les microbes pathogènes l'unique cause de tous les accidents infectieux, l'unique source de toutes les maladies contagieuses. Ainsi, pour la tuberculose, c'est le bacille de Koch qui constitue en quelque sorte la semence nécessaire, indispensable de cette maladie. Il a étudié en outre les médicaments au point de vue de leur pouvoir plus ou moins efficace de destruction sur les microbes pathogènes et ces drogues ont été dénommées antiseptiques.

Aussitôt une révolution s'est accomplie dans le domaine de la chirurgie. La précision la plus nette des indications a remplacé la confuse pluralité des modes d'opérations et de pansements. D'un bout du monde à l'autre, spectacle inouï, on a vu tous les savants de l'univers, échangeant leurs vues et dirigeant leurs recherches vers le même objectif, arriver sans cesse à de nouveaux et merveilleux perfectionnements de la méthode unique et partout acceptée, la méthode antiseptique.

La médecine, puisant à la même source, a fait elle-même d'inappréciables conquêtes, telles que les sérums contre la rage, contre la diphtérie, contre la morsure des serpents venimeux. Mais elle est plus que la chirurgie réfractaire à une complète et subite transformation. On n'a pas encore pu, peut-être on ne pourra jamais découvrir des sérums spécifiques contre toutes les maladies et, dans un grand nombre d'entre elles, dans la tuberculose en particulier, il s'agit pour le médecin de modifier l'organisme de son malade non pas à la surface d'une plaie plus ou moins profonde, comme on peut relativement le faire sans grand danger au moyen de lavages et de pansements, mais dans la profonde et obscure intimité des tissus, dans la physiologique activité des organes, dans la composition et la circulation des liquides vitaux.

Cependant, malgré les grandes difficultés de l'entreprise, ne nous décourageons pas. Les conceptions pastoriennes sont d'une lumineuse clarté; elles paraissent douées d'une intarissable fécondité. Faisons donc abstraction de tous les modes de traitement dont nous avons eu jusqu'à ce jour connaissance; élevons nos regards vers cette étoile que notre génération a choisie pour guide et avec Pasteur, pas à pas, de déductions en déductions, nous arriverons bientôt, comme nos confrères les chirurgiens, aux indications les plus précises, aux plus judicieuses méthodes de traitement curatif et prophylactique. Du moins, si nous nous trompons, nos erreurs seront basées sur la théorie scientifique qui règne aujourd'hui en maîtresse dans la science médico-chirurgicale; elles seront excusables et ne pourront être révélées que par les fâcheux résultats de la pratique.

Je l'écrivais dès le mois de septembre 1885, dans le *Bulletin général de Thérapeutique :* « La nature d'une maladie épidémique et contagieuse est constituée par la présence d'êtres infiniment petits, lesquels, après avoir infecté l'organisme d'un individu, se répandent autour de lui, menacent les personnes de son entourage et même, traversant de grandes distances, vont atteindre au loin de nouvelles victimes. Il est même rationnel de penser qu'il s'établit entre le malade et l'atmosphère qui l'entoure un libre échange continuel de microbes morbides dont le résultat ne saurait être salutaire. Tout le monde sait en effet que la chambre d'un poitrinaire, parvenu à l'ultime période des crachats purulents, des sueurs abondantes et de la diarrhée colliquative, est un logement insalubre. Or, si ce logement est insalubre pour les autres, le sera-t-il moins pour le malade lui-même. D'où résultent pour le médecin deux indications à remplir :

1° Traitement du malade lui-même;

2° Modification antiseptique du milieu où vit le malade.

En d'autres termes on doit satisfaire aux indications variées que présente l'état anatomo-pathologique du malade et en outre désinfecter sans cesse la chambre où son affection le retient, lui procurer par des moyens artificiels le bénéfice d'un séjour maintenu salubre. »

Eh bien ! ces deux indications peuvent être remplies au moyen des mêmes substances médicamenteuses, qui sont en même temps des modificateurs puissants de la fonction respiratoire et d'excellents antiseptiques, tels que la créosote, l'eucalyptus, etc.

Allons-nous incorporer ces remèdes dans une potion ou dans des pilules pour les faires avaler au malade ? C'est en effet de cette façon que trop fréquemment à mon avis on soigne les poitrinaires. Mais l'estomac qui n'a commis aucun méfait et dont le malade a plus que jamais besoin pour restaurer ses forces, supportera difficilement ces drogues généralement peu digestives et bientôt l'appétit sera diminué puis disparu. Ces remèdes s'élimineront d'ailleurs par divers émonctoires et une faible partie seulement passera par les poumons. Enfin rien ne sera fait pour la désinfection continue de la chambre.

Aurons-nous recours aux injections hypodermiques ? Voilà certes un progrès en ce sens que l'appareil digestif n'est plus troublé dans ses importantes fonctions d'alimentation. Mais tous les autres inconvénients persistent et en outre le choix des remèdes sera très limité. Il est du reste assez pénible d'être tous les jours piqué à la seringue de Pravaz.

Nous l'avons dit : Les microbes sortent de la poitrine par la respiration et y peuvent rentrer par la même voie. Dès lors nous pouvons faire prendre aux remèdes le même itinéraire. La respiration est en effet le chemin le plus direct pour arriver aux lésions pulmonaires et la physiologie nous enseigne que les poumons ont un très remarquable pouvoir d'absorption médicamenteuse. Je n'en veux pour exemple et pour preuve que l'anesthésie chloroformique.

Allons-nous recourir aux inhalations ? Mais les inhalations seront ennuyeuses pour le malade pendant le jour. Elles ne pourront pas se faire d'une façon continue en rapport avec la continuelle production des microbes pathogènes et l'infection continue de la chambre à coucher. Pendant la nuit, alors que les fenêtres sont généralement closes et que cette infection acquiert sa plus grande intensité, il sera impossible de tenir le malade éveillé pour continuer les inhalations.

Eloignons-nous donc du malade ; laissons-le aller et venir dans sa chambre, se distraire à quelque occupation ou même dormir. Nous passant de sa coopération, nous allons soit par des vaporisations, soit par des fumigations, pratiquées à un endroit quelconque de l'appartement, répandre dans toute l'atmosphère de la chambre à coucher des diffusions médicamenteuses antiseptiques.

Voilà que véritablement est réalisé ce que j'appelle la thérapeutique aérienne antiseptique et je puis maintenant vous en donner la définition. Elle consiste dans le traitement de certaines maladies par l'atmosphère même de la chambre du malade chargée, au moyen de fumigations ou vaporisations, de substances médicamenteuses choisies parmi celles qui peuvent physiologiquement convenir à son état pathologique. Au lieu de fondre les drogues dans le liquide d'une potion ou de les incorporer dans des pilules, on les diffuse dans le milieu aérien où vit le malade.

La thérapeutique aérienne antiseptique a pour triple objectif :

1° De faire absorber les médicaments par les voies respiratoires, évitant ainsi de fatiguer le système digestif. De ce chef elle convient spécialement au traitement des affections pulmonaires;

2º De maintenir le malade dans une atmosphère continuelle-ment et artificiellement assainie, afin de lui éviter les graves inconvénients de l'auto-infection, auxquels il est exposé dans sa chambre à coucher;

3º De s'opposer à la contagion, tout au moins d'en atténuer le danger pour les personnes qui, à un titre quelconque, vivent auprès du malade, particulièrement celles qui partagent avec lui le séjour de son appartement.

En réalité les produits de ces vaporisations ou fumigations peuvent très-bien, comme les bacilles de Kock, être comparés à des millions et des milliards de poussières extraordinairement fines, invisibles et répandues à profusion dans la chambre du malade. Nous avons donc obtenu une armée d'êtres médicamen-teux infiniment petits qui vont dans le milieu aérien de cette chambre entrer en lutte avec l'armée des microbes pathogènes. Jouissant de la même ténuité, de la même subtilité, de la même insidieuse pénétrabilité, ces particules médicamenteuses seront vraiment redoutables à leurs adversaires qu'elles pourront en même temps traquer de toutes parts et poursuivre jusque dans leurs plus profonds et obscurs répaires. Alors se livre, quoique silencieux et invisible, un grand et terrible combat, légions incomptables contre incomptables légions, entre les agents de la pestilence et les agents de l'antisepsie, saisissante image de la lutte qui, depuis l'origine des temps, se livre sans cesse dans le domaine moral entre le beau et le laid, entre le vrai et le faux, entre le bien et mal, au moyen de l'opposition, de l'entrecroise-ment et du choc des idées.

Du même coup on fait ainsi de la médication curative dans le même sens que le traitement par l'aération continue, puisque l'on s'oppose à l'empoisonnement du malade par les microbes qu'il a exhalés dans l'atmosphère de sa propre chambre à coucher, et l'on diminue les dangers de la contagion. Ces microbes sont-ils détruits avec leurs toxines? Profond secret de la nature que nos futurs savants parviendront peut-être à élucider. Pour moi, je ne pense pas qu'un si capital résultat puisse être obtenu au moyen d'une désinfection continue, il est vrai, mais en réalité très imparfaite. Il est en effet impossible, dans une chambre habitée, d'employer les antiseptiques à une dose suffisante pour détruire les microbes d'une façon sûre et complète. Toutefois nous verrons tout à l'heure à quel degré, contre une maladie autre que la tuberculose, ce genre de traitement s'est montré efficace dans le sens complexe que je viens d'indiquer. Il est d'autant plus recommandable qu'il ne constitue pas un obstacle à l'emploi simultané d'une autre médication. Il s'impose même à mon avis, tout au moins au point de vue prophylactique, soit comme traitement principal, soit comme adjonction à ce traitement, pour le groupe si nombreux des malades qui, pour une raison quelconque, ne veulent pas ou ne peuvent pas recourir à l'aération continue.

Il résulte de ce que je viens de vous expliquer que l'on peut distinguer plusieurs doses dans la désinfection d'une chambre de malade : les doses chimiques, les doses cliniques et les doses mixtes.

La désinfection à doses chimiques est basée sur des expériences de laboratoire, lesquelles ont démontré combien il faut par mètre cube, pour un appartement hermétiquement clos, d'une drogue antiseptique quelconque, le soufre ou mieux le formol par exemple, afin d'y détruire sûrement tous les germes d'une maladie contagieuse. Elle se fait donc à doses intolérables pour le malade et pour son entourage.

Cette désinfection à doses chimiques est la seule qui soit généralement admise comme valable, la seule qui soit communément utilisée ; c'est probablement la seule, Mesdames, dont vous ayez jusqu'à ce jour entendu parler. Dans le rapport que, le 3 mai 1898, il présenta à l'Académie de Médecine comme rapporteur d'une Commission aussi remarquable par le nombre que par l'autorité de ses membres, M. le professeur Grancher s'exprimait ainsi : « Quant à la désinfection du logis, elle viendrait utilement *à de longs intervalles ou après décès*, c'est tout ce que nous pouvons lui demander. On ne peut actuellement mieux faire que ce qui se fait dans les sanatoria pour tuberculeux. Outre le crachoir dont l'usage est réglementaire, outre la défense de cracher sur le sol ou sur le parquet sous peine d'expulsion, chaque chambre est par précaution désinfectée *après le passage de chaque malade.* » Il n'est pas question, on le voit, dans ce document récent et de premier ordre, de la possibilité de pratiquer une désinfection quelconque dans la chambre d'un tuberculeux, tant que cette chambre n'est pas évacuée, par décès, guérison ou changement de locataire.

La désinfection à doses cliniques est celle que je viens de vous exposer : elle se confond avec le traitement du malade par la thérapeuthique aérienne antiseptique et peut se pratiquer jour et nuit en sa présence. Nous allons avoir dans la suite de cette conférence l'occasion d'examiner à quel degré elle présente de l'importance et de l'efficacité.

La désinfection à doses mixtes tient le milieu entre les deux précédentes, c'est-à-dire qu'elle se fait à doses se rapprochant autant que possible des doses chimiques, alors que les circonstances dans lesquelles elle est effectuée ne permettent pas la complète réalisation des conditions nécessaires à la destruction certaine et totale des microbes morbides. Pour bien me faire comprendre, je vais recourir à un exemple. J'avais, avant l'invention du sérum antidiphtérique, recours contre l'angine couenneuse et le croup à la thérapeutique aérienne antiseptique. Or, il m'arriva de remarquer que chez une petite fille la guérison, dont je constatais depuis plusieurs jours un heureux commencement, tardait à se confirmer et que les fausses membranes ne disparaissaient sur les amygdales que pour reparaître bientôt en partie. Bref la convalescence tardait à s'affirmer et j'attribuai la prolongation insolite du mal à l'insuffisance de la désinfection à doses cliniques-de la chambre à coucher de ma petite malade. Alors j'obtins que pendant une journée entière toute la famille émigrât dans une maison voisine et j'en profitai pour pratiquer pendant quelques heures le matin une désinfection à doses intolérables avec du soufre. Les dernières heures de la journée furent employées à ventiler l'unique chambre de la maison où la petite fille fut le soir réintégrée avec sa famille. De ce jour la marche vers la guérison fut rapide et définitive.

Permettez-moi, Mesdames, de vous faire remarquer que cette classification de la désinfection à doses chimiques, à doses cliniques et à doses mixtes m'appartient et que je tiens à en revendiquer la priorité; parce qu'elle jette, ce me semble, une vive lumière sur le mode d'action de la Thérapeuthique aérienne antiseptique, sur les bienfaits que l'on peut en attendre.

Procédés pour fumigations et vaporisations

Maintenant que nous avons terminé l'exposé théorique de la méthode, sans m'attarder aux longs tâtonnements de mes débuts ni m'occuper des procédés auxquels des confrères peuvent recourir, je vais vous indiquer les deux seuls moyens que j'emploie, l'un pour obtenir des fumigations, l'autre pour faire des vaporisations.

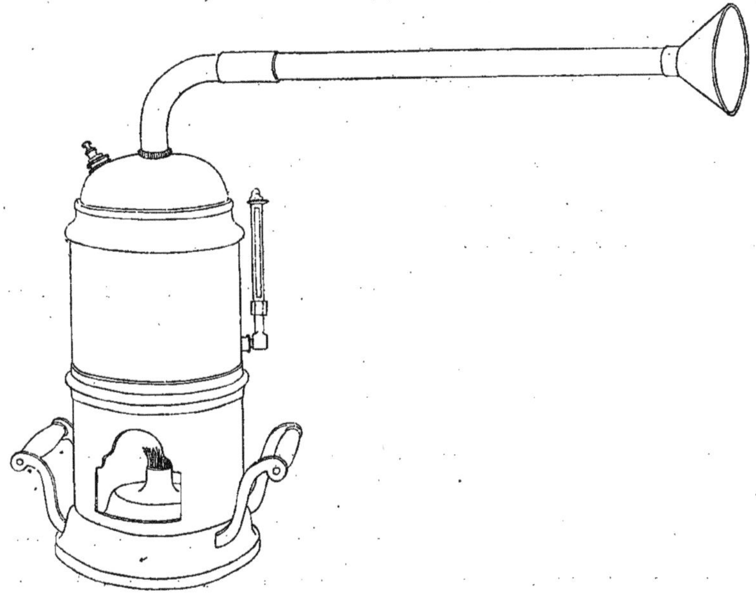

Thermo-Vaporisateur (1)

---

(1) J'ai dénommé cet appareil thermo-vaporisateur et non simplement vaporisateur, parce que le tube qui le surmonte permet de faire agir sur le malade la chaleur de l'ébullition aqueuse et parce que l'on peut, comme je l'ai déjà fait, administrer des bains de vapeurs simples ou aromatiques sur un lit ordinaire en engageant l'extrémité de ce tube sous des couvertures soulevées autour du malade au moyen de cerceaux quelconques.

Le récipient de l'appareil, dont la capacité est de deux litres environ, permet d'utiliser les plantes médicinales sous forme de vaporisations. Ce n'est évidemment pas la même chose de prendre de loin en loin quelques tasses de tisanes avec des fleurs pectorales, de l'hysope, des feuilles d'eucalyptus, etc., ou bien de respirer le tiède parfum de ces plantes pendant une ou plusieurs heures consécutives.

En se servant de plantes inoffensives, comme celles que je viens d'indiquer, on peut obtenir une action à la fois très douce et douée d'une grande activité. Ce genre de médication constitue une nouveauté, en ce sens que, jusqu'à ce jour elle été rarement employée.

Je prescris pour les fumigations de dissoudre les drogues dans de l'alcool et de brûler ces mixtures dans une cuillère en fer qui me sert en même temps de mesure. J'ordonne ainsi de brûler une ou plusieurs cuillerées à soupe dans un temps déterminé.

Pour les vaporisations, M. Jollivet a bien voulu vous montrer et faire devant vous fonctionner l'appareil que je viens d'imaginer et dont il m'a aidé à combiner les détails. Son assistance me permet de continuer ma conférence sans retard. Je veux ajouter seulement que ce même appareil peut servir à donner en chambre des bains de vapeurs simples ou aromatiques. J'ai déjà eu l'occasion de l'utiliser dans ce but et j'en ai été satisfait.

Résultats curatifs

« Tout ce que vous venez de nous raconter, me direz-vous, Mesdames, tout cela est excellent. Vous nous avez exposé une théorie qui nous semble rationnelle et consolante. Vous paraissez plein de confiance en la Thérapeutique aérienne antiseptique pour guérir les malades atteints de maladies pulmonaires contagieuses et pour sauvegarder leur entourage. Mais votre tâche n'est pas terminée. Sur ces deux points également importants, la guérison d'abord, la prophylaxie ensuite, il nous faut autre chose que de vagues dissertations. Veuillez donc avoir l'obligeance de nous dire sur quels faits cliniques vous basez votre enthousiasme pour cette méthode de traitement et commencez par nous révéler la proportion des guérisons que vous avez obtenue. »

Hélas ! Mesdames, si vous avez en vue la tuberculose pulmonaire, ne me pressez pas trop vivement de vos questions. Prenez en pitié un pauvre médecin qui vient de s'aventurer devant vous en une chaleureuse plaidoirie pour son dada thérapeutique et qui, mis en demeure de légitimer par des faits positifs ses mirobolantes théories, est contraint de se renfermer en un très humiliant silence. En un mot et très piteusement je suis contraint de vous avouer que je n'ai pas un seul cas de guérison à vous signaler pour la phtisie pulmonaire.

Toutefois, je vous en prie, ne me quittez pas sur ce lamentable aveu; ne me condamnez pas sans retour et permettez-moi de plaider tout au moins les circonstances atténuantes. C'est que la tuberculose pulmonaire présente au point de vue de la statistique des difficultés qui lui sont toutes spéciales vis-à-vis de la clientèle et même vis-à-vis du corps médical. Il est extrêmement difficile de faire accepter, comme un fait notoire et irréfutable, la guérison d'un poitrinaire.

Un médecin soigne un phtisique dans une famille. Si le mal n'est pas trop grave et si la guérison est obtenue, eh bien! tout simplement, pour la famille du malade et pour son entourage, cette heureuse issue de la maladie prouve péremptoirement que le mal n'était pas de nature tuberculeuse. Le médecin s'est trompé dans son diagnostic ou bien a voulu faire un peu de charlatanisme. Si la maladie est arrivée à sa dernière période, alors que les poumons sont déjà creusés de vastes cavernes, le pauvre médecin ne peut obtenir la complète guérison et le décès du poitrinaire fait bientôt oublier les adoucissement apportés à la rigueur du mal, les améliorations nécessairement passagères et la prolongation obtenue de la vie en même temps que des souffrances.

Un médecin a sa conscience professionnelle et j'ai la conviction que, si je vous affirmais avoir guéri tel nombre de malades, vous ne douteriez pas de ma sincérité. Eh bien! ce nombre je ne puis pas le connaître. Alors même qu'auprès de tous mes mala-

des j'eusse appelé un savant confrère pour contrôler mon diagnostic, je n'aurais pas pu établir ma statistique de façon irréfutable. Il peut y avoir en effet discussion pour ce diagnostic de
la phtisie, tant que n'est pas atteinte la période finale de consomption ou bien tant que l'examen microscopique n'a pas
révélé dans les crachats la présence du bacille. Or le plus souvent cet examen est négligé et par suite autant d'observations
sont annulées.

Ajoutons enfin que la marche de la maladie est très irrégu-
lière et que la guérison ne peut être affirmée que longtemps après
l'apparent retour à la santé. Or généralement les malades guéris
ne reviennent plus consulter le médecin.

Vraiment la tuberculose est une maladie profondément triste
pour les pauvres gens qui en sont atteints et pour leurs familles.
Vous admettrez aussi, Mesdames, qu'elle est, pour le médecin
qui s'intéresse à son art, la source de rares et incomplètes satisfactions. J'espère toutefois, mais d'une façon indirecte, vous
démontrer la puissante efficacité de la Thérapeutique aérienne
antiseptique.

Rappelons-nous bien que cette méthode est uniquement carac-
térisée par le mode spécial d'administration médicamenteuse,
c'est-à-dire qu'au lieu d'introduire les drogues dans l'organisme
par la voie stomacale, on en imprègne l'atmosphère qui entoure
le malade pour les faire absorber par la respiration. Elle agit
par le même mécanisme que le séjour prolongé au milieu des
senteurs résineuses d'une forêt de pins, mais avec des remèdes
couramment employés en pilules ou potions. Il en résulte que,
si ce mode thérapeutique ne peut pas avoir de prétention à la
spécificité comme les sérums, en revanche il est applicable au
traitement de plusieurs maladies.

La thérapeutique aérienne antiseptique m'a rendu de grands

services dans le traitement de multiples affections des voies respiratoires, surtout chez les enfants que l'on peut ainsi soigner sans leur consentement et même à leur insu. Dans le principe ce n'est pas contre la phtisie, c'est contre lá diphtérie, avant la découverte du sérum, que je l'ai mise à l'épreuve. Cette circonstance va me permettre de vous citer des chiffres dont la grande éloquence ne saurait vous échapper.

Je sais, Mesdames, qu'en vous rappelant ce temps, où l'angine couenneuse et le croup étaient pour les familles un fléau incomparablement plus redoutable qu'aujourd'hui, je m'expose à ranimer dans le cœur d'une ou plusieurs d'entre vous de bien tendres et douloureux souvenirs. Elle n'est pas encore éloignée en effet l'époque où, contre cette maladie si grave et à marche si rapide, les médecins croyaient devoir, comme principale médication, recourir aux barbares et cruelles cautérisations de la gorge.

Moi-même, à cette époque, j'ai eu à Blain, dans la Loire-Inférieure, l'occasion de lutter contre la diphtérie pendant une épidémie qui dura plus de quatre années, c'est-à-dire que pendant cette longue période peu d'intervalle sépara les différents cas qui étaient successivement signalés. D'abord je suivis la méthode alors classique et je me souviens encore avec douleur des pénibles scènes que mon traitement provoquait dans les familles. Ces chers mignons, dont le médecin cherche toujours à se faire des amis, quand ils sont malades, afin de les soigner plus facilement et dès lors avec de plus grandes chances de succès, moi aussi je les ai martyrisés sans les sauver de la mort. J'étais leur principal bourreau. Je les ai fait enlever de leurs gentilles couchettes, je les ai fait tenir de force par les êtres qui leur étaient le plus chers et dont le cœur était brisé de chagrin ; j'ai porté au fond de leurs gorges le pinceau enduit du criminel caustique.

Toutes les deux heures pendant la journée, deux ou trois fois dans le cours de chaque nuit, j'ai ordonné que se renouvelât la déplorable et trop inégale bataille. Ces pauvres innocents ne pouvaient comprendre pourquoi, avec une si grande dureté et une si longue persistance, on s'acharnait à renouveler sans cesse la cruelle torture. Leurs petits bras, tendus d'ordinaire pour entourer le cou de leurs mères, se levaient maintenant pour les repousser. Leurs yeux, hier encore si caressants, exprimaient la vigilante défiance et l'impuissante colère. Ils se dressaient effarés sur leurs petits lits et, parcourant d'un regard éploré le milieu familial, tout leur univers à eux, ils paraissaient se demander comment tout à coup y avaient surgi tant de lamentations, de désespoirs et de violences. Et voilà, Mesdames, ce qu'était à cette époque encore très rapprochée de nous, voilà ce qu'était, il n'y a pas quinze années, le traitement de la diphtérie.

Cependant je ne tardais à apprendre que le docteur Delthil, abandonnant ces maudites cautérisations, se contentait de fumigations pratiquées avec l'essence de térébenthine et obtenait ainsi des succès qu'il attribuait au contact des carbures ou produits de combustion de la susdite essence avec les fausses membranes de la diphtérie. J'adoptai aussitôt cette méthode et déjà ce fut pour moi un immense soulagement. Les malades, les gardes-malades, les personnes de la famille, père, mère, frère, sœur, grand'tantes, grand'mères, le lit, les rideaux, le plancher, les murs, les aliments, tout devenait noir comme taupe, tout se couvrait de ces fameux carbures, c'est-à-dire d'une fumée atrocement épaisse et salissante. La chambre du malade était bien pis qu'une cabane de charbonnier. Mais les petits malades ne souffraient pas de ce traitement et ils guérissaient fréquemment. C'était pour le moment en thérapeutique le triomphe de la noirceur.

On croyait donc, vous dis-je, à l'action destructive des fameux carbures sur la fausse membrane. On prétendait même que le produit des fumigations, ne pouvant pénétrer jusqu'aux alvéoles pulmonaires, n'avait aucune vertu pour modifier l'économie dans son intimité et produire une action physiologique profonde. On ne tenait pas compte de ce que la combustion de l'essence projetait dans l'atmosphère, avec les carbures visibles et probablement inertes, un principe volatil et odorant, aussi subtil que l'air respirable et allant avec lui dans la profondeur des poumons prendre contact avec le sang pour l'imprégner de sa substance et pérégriner avec lui dans tout l'organisme.

La preuve en est que les vaporisations qui ne produisent pas de carbures agissent dans le même sens que les fumigations et, puisque nous causons de médecine, une science à propos de laquelle on est obligé parfois d'entrer dans des détails peu appréciés d'ordinaire dans les salons que vous honorez de votre aimable présence, il me sera permis en cette enceinte, sans manquer au grand respect que je vous dois, de vous narrer une décisive, concluante et très scientifique aventure de pot de chambre, dans lequel..... dans laquelle, veux-je dire, j'eus l'honneur de jouer un premier rôle.

Je soignais une jeune femme au moyen de vaporisations à l'essence de térébenthine, c'est-à-dire que, sur une veilleuse, près de son lit, je faisais chauffer un mélange d'eau et d'essence. Or un jour, en venant la visiter, je trouvai ma cliente triste et songeuse : « Un mauvais plaisant, me dit-elle, un mal élevé, un grossier personnage se permet, depuis plusieurs jours, sans que je puisse l'apercevoir, de venir clandestinement parfumer mon pot de chambre avec des bouquets de violettes que je ne puis découvrir. Je voulais d'abord en douter ; mais approchez vous-même, cher docteur,

votre nez de mon modeste thomas. Recourir à un pareil usten-
sile comme véhicule des hommages qui me sont destinés, c'est
évidemment se montrer indigne de moi et m'offenser ! Je suis
une honnête femme, croyez-le bien, très cher docteur, et ce n'est
d'ailleurs pas à la galanterie de fleurs, offertes dans un tel vase,
que mon faible cœur sera jamais sensible. »

A ces paroles noblement indignées, je me sentis d'abord rou-
gir de confusion, mais bientôt, reprenant mon sang-froid, je
pus donner de mon crime une satisfaisante explication. Le mauvais plaisant, le mal élevé, le grossier personnage, c'était moi-
même, mais d'une façon très indirecte. Par les vaporisations
d'essence de térébenthine, j'avais réussi à imprégner tout l'organisme de la jeune femme de ce médicament, lequel avait com-
muniqué à l'urine un parfum assez semblable à celui de la vio-
lette, comme cela arrive toujours quand on absorbe de l'essence
de térébenthine. Les vaporisations avaient produit le même
effet que des capsules ou des perles contenant la même drogue
et ingérées par l'estomac. Le principe volatil de l'essence avait
pénétré et parcouru le corps humain pour s'éliminer par les urines.

Revenons, après cette digression, à notre épidémie de diphtérie. Je ne tardai pas, en même temps que quelques confrères de
diverses localités, à soigner mes petits malades au moyen des
vaporisations plus propres, plus agréables que les fumigations
à l'essence de térébenthine du Dr Delthil. Pour éviter les intoxi-
cations, qu'un emploi prolongé de la même substance aurait pu
provoquer, je m'adressai tour à tour au goudron, à l'eucalyptus,
à l'acide phénique, au cubèbe, etc. Il m'arriva même un jour,
étant éloigné à la campagne de toute pharmacie, de soigner et
de guérir deux petits enfants atteints d'angine couenneuse en
pratiquant des vaporisations avec des peaux d'oranges et des
peaux de citrons.

Bref le docteur Renou, de Saumur, fit paraître en 1889 une remarquable monographie intitulée, *la Diphtérie, son traitement antiseptique,* dans laquelle sont consignés les résultats obtenus par lui-même et par plusieurs confrères partisans de la même méthode. J'ai l'honneur d'y figurer et voici le passage qui me concerne : « Je lis, écrit-il, dans un manuscrit que le docteur Coüetoux a eu l'obligeance de me communiquer : Tous les enfants de Blain, atteints de diphtérie, sont morts jusqu'au jour où j'ai commencé à me servir de cette méthode. Dans le temps que je mettais à recueillir quinze observations avec un seul décès (du 24 mai 1884 au 1er janvier 1885) seize décès avaient lieu autour de moi chez des malades soignés par d'autres moyens. Sa statistique se compose actuellement de quarante-trois observations avec ou sans croup, sur lesquels il ne compte que sept décès dont quatre incombent au degré avancé de la maladie et au refus de la trachéotomie. Cette opération lui a fourni trois guérisons et un décès. »

En relevant dans ce livre du docteur Renou le total des statistiques fournies par lui, par les docteurs Geffrier, Barthélemy, Bonamy, Barbot et moi-même, on arrive au résultat suivant : 271 cas sans opération avec 222 guérisons et 49 décès — 94 trachéotomies avec 66 guérisons et 27 décès.

Vous admettrez qu'un pareil succès de la Thérapeutique aérienne antiseptique était de nature à m'impressionner. Vous le savez en effet, Mesdames, à l'époque dont je vous parle, avant la découverte du sérum Roux, la médication communément employée donnait à peine une guérison sur dix enfants atteints d'angine couenneuse ou de croup. Pourquoi, me demandai-je bientôt, cette méthode si puissante contre la diphtérie serait-elle dénuée d'efficacité dans les autres maladies et en particulier dans les affections des voies respiratoires ? Pourquoi, dans

la phtisie par exemple, persister indéfiniment dans l'observation
des méthodes classiques dont le résultat est lamentable? Pourquoi
ne pas se laisser entraîner, en dehors de la voie commune, en des
expériences cliniques qui, menées avec prudence, ne présentent
aucun danger ? Il ne s'agit pas en effet de mettre à l'épreuve des
remèdes nouveaux, dont l'action sur l'organisme n'a pas été suffisamment étudiée, mais seulement d'administrer les remèdes
couramment usités par une voie non habituellement utilisée.
C'est à partir de cette époque, c'est-à-dire vers l'année 1883, que
je commençais à traiter mes poitrinaires au moyen de la Thérapeutique aérienne antiseptique.

  Voilà donc vingt années et plus que j'expérimente ce nouveau
mode de traitement et, si je ne puis pour les raisons déjà signa-
lées, vous présenter une statistique, il est évident que j'ai eu tout
le temps nécessaire pour me faire une conviction sur sa valeur.
Eh bien ! Mesdames, je suis heureux de vous l'affirmer, le
moment est venu de réagir contre la néfaste terreur qu'inspire
la tuberculose pulmonaire. Il existe même aujourd'hui, je suis
le premier à le reconnaître, en dehors de la thérapeutique
aérienne antiseptique que, pour mon compte personnel, je préfère
à tous les autres genres de traitement, d'autres méthodes nouvelles qui ont une grande valeur. Aujourd'hui le poitrinaire trouvera,
s'il le veut, le moyen de se guérir, il faut qu'on le sache. Mais,
pour obtenir la guérison, il importe de modifier les conditions
habituelles de la lutte contre la tuberculose pulmonaire (1).

---

(1) Je tiens à signaler un fait clinique qui me paraît avoir une grande importance. La plupart des phtisiques, que j'ai soumis au traitement par les
fumigations ou vaporisations, n'ont pas tardé à éprouver un formidable appétit et spontanément la suralimentation s'est chez eux établie. Je n'avais rien
fait pour la provoquer. Je viens dans plusieurs cas de constater ce fait avec
une telle netteté que je me demande si, dans la phtisie, outre la suractivité
des combustions respiratoires que MM. A. Robin et Binet ont démontrée, il

Les parents et les amis s'ingénient à convaincre le poitrinaire qu'il est atteint d'un mal sans gravité. Il en résulte que si, par un traitement quelconque, une sérieuse amélioration est obtenue, le malheureux se croit définitivement sauvé ; il abandonne toute médication et toute prudence de régime. Alors, dans une succession rapide d'incomplètes guérisons et de lamentables rechutes, s'écoule la période la plus favorable au succès thérapeutique ; de rechutes en rechutes on parvient à l'ultime période, c'est-à-dire à la presque incurabilité de la phtisie. Ainsi, en face du danger, agit l'autruche qui, pour ne pas le voir, cache sa tête dans le sable du désert.

Pour moi, je vous l'avoue, je n'ai guère obtenu que des améliorations éphémères chez les malades qu'un premier traitement de courte durée n'a pas suffi à guérir d'une façon définitive. Les autres me quittaient pour me revenir bientôt avec un état aggravé, me quitter encore et de nouveau recourir à mes soins dans des conditions de plus en plus désespérées.

Je suis donc arrivé à partager l'avis actuel d'un grand nombre de mes confrères. Dès le début, le malade doit être informé sans brutalité évidemment mais avec une suffisante clarté qu'il est phtisique et que, s'il veut se débarrasser d'une maladie essentiellement insidieuse et tenace, il doit se soumettre à une surveillance médicale de longue durée, à un traitement qui ne devra être abandonné que longtemps, très longtemps après l'apparente guérison. A ces conditions seulement, il sera possible et

---

n'existerait pas une naturelle et très heureuse tendance à la suractivité digestive. Ce phénomène serait le plus souvent voilé et annulé par deux causes principales : d'une part l'auto-infection provoquée par le séjour prolongé dans une chambre à coucher non désinfectée ; d'autre part l'habitude qu'ont encore beaucoup de médecins de lutter contre la tuberculose pulmonaire en choisissant l'estomac comme voie d'introduction de drogues indigestes.

même, j'en suis convaincu, généralement facile d'obtenir le retour définitif à la santé.

Résultats prophylactiques

Mais, je vous l'ai annoncé, la thérapeutique aérienne antiseptique vise un but plus important encore que des guérisons individuelles : elle a pour objectif de s'opposer à la contagion et c'est encore dans la diphtérie que j'ai eu l'occasion d'en éprouver à ce point de vue la grande valeur.

N'attendez pas de moi que je traite dans son ensemble la question des mesures à prendre contre la tuberculose. Ce fléau social, qui est favorisé dans sa propagation par la misère physiologique, par la déchéance vitale, tombe de ce fait sous la dépendance de causes innombrables dans le monde matériel et dans le monde moral, sous la dépendance de causes individuelles et de causes nationales. La prospérité matérielle et morale de l'individu est en effet subordonnée à la prospérité matérielle et morale de la nation. Tous les éléments de notre existence sont solidaires les uns des autres et, sans m'écarter de mon rôle médical, je pourrais vous démontrer la raison, l'opportunité, la nécessité du patriotisme. *Medicus sum et nihil humani a me alienum puto.* Je suis médecin et rien de ce qui concerne l'humanité ne m'est indifférent.

Je devrais même agiter la question religieuse. Le médecin n'a professionnellement aucun titre pour apprécier la valeur théologique des diverses croyances catholiques, protestantes ou autres. Mais il sait que la fermeté, l'ardeur des convictions sont pour l'homme une source d'énergie, de résistance aux épreuves, de saine moralité, en un mot une source de force.

Des phénomènes du même ordre se produisent chez les animaux. Quand une femelle a des petits, ne serait-elle qu'une poule, elle se dresse fièrement et s'élance sur l'ennemi. Un chien, fidèle gardien de la maison de son maître, attaque, poursuit et chasse un autre chien plus fort, devant lequel, en tout autre lieu, il n'hésiterait pas à prendre la fuite.

Les familles et les peuples, qui sont devenus indifférents aux questions religieuses sont atteints à la tête, c'est-à-dire dans la sublime faculté que l'homme possède normalement de pressentir, comme objectif de la vie, quelque chose au-delà des matérielles jouissances, au-delà des intellectuelles satisfactions, au-delà des conditions terrestres et dès lors imparfaites de notre existence. Leur avenir est compromis. Ils sont exposés à devenir les vils déchets de l'humanité que les maladies de consomption se chargent d'anémier, priver de toute activité, de toute influence ou même faire disparaître.

Mieux valent, au point de vue physiologique, la haine ou le grossier fanatisme que l'indifférence en matière religieuse. La haine et le fanatisme représentent des modes d'activité, tandis que l'indifférence provoque l'inertie. Or, en vertu d'une loi élémentaire de physiologie, tout organe et toute fonction, qui sont troplongtemps privés d'activité, sont destinés au dépérissement, à l'atrophie. L'histoire ne nous apprend-elle pas que pour avoir suivi cette voie de l'indifférence morale, nombre de nations ont été conduites à la décadence, à la corruption, à la ruine matérielle et morale.

Quoiqu'il en soit de ces considérations, c'est avec une profonde tristesse que, pour ce qui concerne notre cher pays de France, je dois vous signaler deux graves et importants symptômes de misère physiologique, de déchéance vitale. D'une part, d'années en années, les médecins militaires constatent que les jeunes gens, se présentant au Conseil de revision, sont en général moins que leurs aînés grands, étoffés, vigoureux. D'autre part la proportion des jeunes mères, qui peuvent ou veulent nourrir au sein leurs enfants, diminue avec rapidité et déjà, on peut le dire, est loin de représenter la moitié de leur nombre total. Tant que l'on ne se sera pas attaqué aux multiples causes qui produisent de si lamentables résultats, on n'aura engagé contre la propagation de la tuberculose en France qu'une lutte à mon avis ridiculement puérile, plus apparente et tapageuse que réelle.

Mais je ne puis dans cette conférence déjà trop longue me laisser entraîner au développement de ces idées. Je vais me borner à quelques considérations uniquement déduites de la Thérapeutique aérienne antiseptique.

J'ai soigné à Blain plus de 150 diphtériques en quatre années d'épidémie. Dans ces chaumières de campagne bretonne, où grouillaient de nombreux enfants avec des volailles en liberté, jamais je n'ai pratiqué l'isolement. Les maisons de mes petits malades n'avaient le plus souvent qu'une seule pièce et cependant j'y ai toujours conservé avec eux leurs frères et sœurs bien portants. Or je n'ai eu qu'à me louer de cette apparente témérité que je me félicite d'avoir commise. Jamais je n'ai perdu deux enfants appartenant à la même maison. Jamais aucun de mes diphtériques n'a provoqué par contagion la diphtérie chez quelqu'un de ses proches voisins.

Très remarquable coïncidence, dans le même temps et dans le même pays, la contagion était habituelle dans la clientèle de mes confrères qui, plus corrects que moi, croyaient devoir s'astreindre à la loi classique de l'isolement. L'un d'eux perdait quatre enfants de la même ferme, après les avoir disséminés dans toutes les directions, créant ainsi de nouveaux foyers d'épidémie. J'ai la conviction que, si mes confrères avaient comme moi remplacé l'isolement par la Thérapeutique aérienne antiseptique, l'épidémie aurait duré moins longtemps.

Messieurs les docteurs Renou de Saumur, Geffrier d'Orléans, Barthélemy et Bonamy de Nantes, que j'ai interrogés par lettres, m'ont affirmé de leur côté qu'à partir du moment, où ils ont eu recours au traitement de la diphtérie par les vaporisations antiseptiques, ils n'ont plus observé un seul cas de contagion produit par leurs pétits malades.

Eh bien ! je vous le demande; pourquoi les résultats prophylactiques de la méthode ne seraient-ils pas aussi satisfaisants dans la phtisie que dans la diphtérie ? La contagion n'est-elle pas aussi difficile à combattre dans la diphtérie que dans la tuberculose pulmonaire et ce qui est possible, facile même, ce que l'on a déjà fait pour les diphtériques, quelle raison a-t-on de ne pas le faire ou tout au moins l'essayer pour les poitrinaires? Cette épreuve me paraît s'imposer dans tous les cas de tuberculose où l'isolement est irréalisable, particulièrement à la campagne et dans les quartiers ouvriers des grandes villes où fréquemment, je le répète, tous les membres d'une même famille ont une chambre à coucher commune.

Comment d'ailleurs, dès les insidieux débuts de la maladie, convaincre les époux qu'ils doivent se séparer pour des mois, pour des années ! Comment décider un père et une mère à éloigner sans hésitation de la famille un jeune homme ou une jeune fille coupables seulement d'être malades ! Cela est tellement impossible que la plupart du temps, malgré le danger, il n'en est pas question. Mais, en face d'une pareille situation, quel médecin n'a pas gémi de ne connaître aucun moyen pour combattre sur place ou tout au moins atténuer les agents de la contagion.

Eh bien ! j'en ai la conviction, ce moyen existe. La thérapeutique aérienne antiseptique, qui a vaincu la contagion de la diphtérie, peut nous servir à combattre dans la famille la contagion de la tuberculose pulmonaire. Aucun argument ne me paraît en effet valable pour établir une notable différence entre ces deux maladies sous le rapport du mode de contagion.

Il y a même tout lieu de croire que cette épreuve serait suivie d'un très remarquable succès ; car les expériences de laboratoire démontrent que le bacille de Koch est d'une virulence relativement facile à éteindre. D'autre part la statistique concernant la mortalité générale par tuberculose le prouve d'une façon plus péremptoire encore. En ne faisant chaque année dans toute la France que 150.000 victimes, la phtisie se montre très débonnaire par rapport aux autres maladies contagieuses. Il faut en effet considérer que d'ordinaire la mort tarde très longtemps à supprimer avec le malade la source de contagion, que l'on ne fait généralement rien qui vaille pour détruire les bacilles répandus partout à profusion ou pour s'en défendre, et que, circonstance plus grave encore, une première atteinte de phtisie ne confère aucune immunité, c'est-à-dire ne saurait préserver de nouvelles atteintes dans un temps peu éloigné. Il faut considérer que l'alcoolisme, le grand générateur de la tuberculose, combattu et diminué dans les autres pays, est chez nous de plus en plus encouragé et rendu florissant dans un but, que je ne veux ici ni préciser ni qualifier. Dans ces déplorables conditions, s'il s'agissait de fièvre typhoïde, de variole ou de scarlatine, c'est à des millions d'individus que s'élèverait la mortalité. Cette considération permet de penser que des mesures sérieuses d'hygiène et de rationnelle antisepsie enlèveraient à la tuberculose un grand nombre de ses victimes.

Ces idées ne sont pas nouvelles dans mon esprit. J'écrivais en 1885 : « Je demande à mes confrères s'il ne leur paraît pas rationnel d'expérimenter, au double point de vue curatif et prophylactique, dans les autres maladies épidémiques, une méthode de traitement qui peut être essayée sans danger, pourvu qu'on agisse avec quelque prudence, et qui a donné de tels résultats contre la diphtérie. Il n'est guère aisé d'admettre *a priori* que les résultats seraient contradictoires. Je ne connais pas en effet un seul médicament, une seule méthode thérapeutique qui présente à un tel degré cet étrange caractère d'exclusive spécificité.

» Déjà même je puis appuyer ce jugement sur un commencement de démonstration. Au moment où je commençais à soigner une jeune femme poitrinaire, son mari présenta lui-même des symptômes très alarmants. Or cet homme qui est d'apparence très chétive n'a pas tardé à recouvrer son état de santé habituel. Il n'est plus chaque matin comme auparavant incommodé par la toux, l'oppression et le besoin de cracher. Atteint récemment d'une légère bronchite, il a bien reconnu lui-même la différence qui existait entre cet accident de nature passagère et le travail de dépérissement continu et progressif dont il se sentait devenir la victime. Concurremment la santé de ses deux petites filles s'est améliorée et j'ai vu chez l'aînée une conjectivite de nature strumeuse tour à tour disparaître et récidiver avec la reprise et l'abandon des vaporisations médicamenteuses. »

Vingt années après avoir observé ce fait clinique, je puis aujourd'hui ajouter que cet homme est encore vivant ainsi que ses deux jeunes filles. L'une de ces dernières cependant, frêle et débile créature, a subi vers l'âge de 18 ans une atteinte de phtisie pulmonaire dont elle a paru se remettre. Je ne puis affirmer qu'elle est complètement guérie, n'ayant pas pu la suivre depuis plusieurs années.

Conclusion

Je m'arrête, Mesdames, et pourtant je suis loin d'avoir épuisé mon sujet.

J'aurais besoin, pour être bien compris, de vous donner d'assez longues explications sur l'isolement antiseptique, tel que je l'entends. Cette question me paraît trop délicate et trop scabreuse pour être traitée à fond dans cette enceinte. Elle pourrait donner lieu à de regrettable malentendus.

Je pourrais aussi vous parler des mesures prophylactiques diverses à prendre contre la contagion de la tuberculose, suivant que le poitrinaire séjourne dans sa maison particulière. ou bien fréquente des centres d'agglomération. Cela m'entraînerait trop loin et je ne veux pas abuser plus longtemps de votre méritoire patience à m'écouter.

Permettez seulement, avant de terminer cette conférence, que je vous lise les principaux passages d'une lettre que le docteur Lancry, médecin de Dunkerque, lauréat de l'Académie de Médecine, ancien interne des Hôpitaux de Paris et de l'Hôpital maritime de Berck-sur-Mer, membre de la Société obstétricale de France et l'un des principaux promoteurs de l'OEuvre des Jardins ouvriers, m'a fait l'honneur de m'adresser au mois d'avril 1889, après avoir bien voulu prendre la peine de lire un travail sur la Thérapeutique aérienne antiseptique, que je lui avais adressé en lui demandant sa très compétente appréciation.

« Il y a deux idées maîtresses qui se dégagent de votre travail.
» L'une bonne, du reste logique et séduisante au point de vue
» théorique, à savoir de traiter les affections pulmonaires par la
» voie directe de l'inspiration d'une atmosphère médicamenteuse.

» Comme valeur positive, je ne sais jusqu'à quel point cette
» méthode est assez avancée pour donner des résultats; mais
» c'est une méthode et son application pourra se perfectionner
» indéfinitivement. Elle a du reste la grande valeur négative de
» détourner le médecin du traitement stomacal qui a le vice de
» détraquer les fonctions digestives sans grand profit pour la
» poitrine.

» L'autre idée qui me paraît une très riche idée, parce qu'elle
» affirme un principe, c'est que la maladie contagieuse doit pou-
» voir être traitée sur place, sans envoyer les tuberculeux semer
» leurs bacilles un peu partout. C'est l'idéal vers lequel il faudrait
» arriver à diriger les recherches médicales. En l'affirmant aujour-
» d'hui, vous devancez la science de vingt ou vingt-cinq ans, ce
» qui n'est pas un élément de succès, quand on n'a pas une
» situation élevée dans le monde médical.

» Voilà ce que je trouve de bon dans votre travail. Quant aux
» moyens que vous indiquez pour marcher dans la voie que vous
» tracez, je crains qu'ils ne soient encore tellement élémentaires
» qu'ils soient peu engageants à vous suivre, avant que vous
» n'en ayez trouvé d'autres.

» En résumé, votre travail est un travail de valeur. Les idées que
» vous émettez sont fécondes et un peu plus tôt, un peu plus tard
» on y arrivera. Je vous engage donc à vous y attacher, à vous
» efforcer de les appliquer pratiquement et utilement pour les
» malades. Si vous ne vous découragez pas et si vous savez atten-
» dre, elles arriveront par prévaloir..... quand quelque haute
» autorité médicale les épousera et les fera siennes par la décou-
» verte d'un mode d'application plus efficace au point de vue
» thérapeutique.

» Voilà, Monsieur et cher Collègue, l'impression très sincère
» (car je m'imagine que c'est mon appréciation et non des encou-

» ragements que je suis prié de vous donner), que m'a laissée la
» lecture de votre travail. »

Cette appréciation, vous le voyez, n'est pas entièrement favorable; mais elle constitue pour moi un très précieux encouragement. Convaincu que pour le traitement de la tuberculose pulmonaire dans la famille il n'existe encore aucune méthode qui soit rationnelle et satisfaisante, ma résolution est prise, suivant le conseil de mon très distingué confrère, le docteur Lancry, de continuer mes recherches dans le sens où je les ai commencées et d'apporter mes persistants efforts à perfectionner la Thérapeutique aérienne antiseptique.

L'appareil que je viens de vous présenter vous prouve que je ne veux pas m'arrêter dans cette voie et à cette occasion, en votre présence, Mesdames, je suis heureux d'adresser à M. Jollivet mes sincères remerciements pour l'intelligente collaboration qu'il a bien voulu me prêter en construisant cet appareil d'après mes indications.

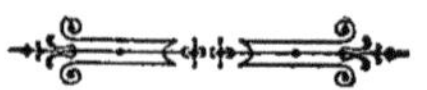